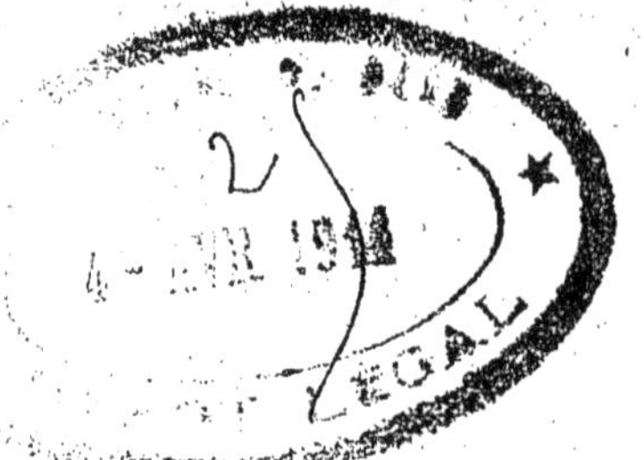

Dr Louis PLANCHON
Professeur à l'Université de Montpellier.

MOUCHES ET MALADIES

Le Poison volant — Mort aux Mouches !

NIMES
COMITÉ DE PUBLICATIONS
10, rue des Flottes, 10
1914

Extrait du « FOYER PROTESTANT »

Journal bi-mensuel paraissant à NIMES

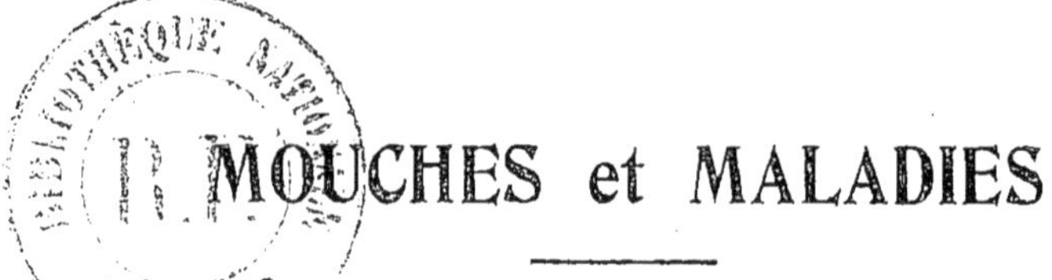

MOUCHES et MALADIES

I. — Le poison volant

Je ne crois pas me tromper, cher lecteur, en affirmant que tu n'aimes pas les Mouches ; encore que tous les goûts soient dans la nature, celui-ci serait bien étrange ! Ta répulsion instinctive est d'ailleurs augmentée dès que tu réfléchis. Non, tu n'éprouves aucune joie à voir les Mouches se débattre dans ton lait, baver sur ton sucre, ou se peigner au-dessus de ta confiture ! Tu n'aimes pas à les sentir trottiner sur ton nez, scruter indiscrètement tes oreilles, s'abreuver de tes larmes à l'angle de tes paupières, et faire du footing sur ton visage, qu'elles n'abandonnent que si tes nerfs, assouplis par une philosophie pratique, te laissent le sang-froid nécessaire pour ne les point chasser. Tu trouves ton foyer inhabitable en leur compagnie ; tu les sais malpropres, irritantes, tenaces, nuisibles, et tu penses comme Pascal, qu'elles sont capables de tenir « *la raison de l'homme en échec* ». C'est pourquoi tu es prêt à accueillir avec joie toutes les tentatives qu'on fera pour les détruire... sous condition toutefois qu'on ne te demande pas trop d'effort ou de sacrifices pour collaborer à l'œuvre. Et ce dernier point prouve à l'évidence que tu ne te rends pas un compte suffisant de leurs méfaits ou plutôt de leurs crimes. Si tu savais ce qu'il en coûte, à toi et aux tiens, de les regarder comme un mal nécessaire et inévitable, et de les supporter stoïquement, tu ne garderais pas ce calme olympien ! Tu retrousserais tes manches et tu descendrais dans l'arène pour combattre avec nous, de toute ton ardeur et de tout ton pouvoir, contre cet ennemi terrible, le bon combat pour la Vie humaine ! C'est à cette lutte que nous voulons te convier ; c'est pour cette bataille que nous voulons te donner des armes.

Sache-le donc. Ce que l'on soupçonnait ou devinait et surtout craignait depuis si longtemps au sujet de l'action nocive des Mouches est aujourd'hui, et chaque jour davantage, scientifiquement et positivement démontré. La conviction est devenue certitude. Ce n'est pas dans cette petite Revue, où la place est limitée, ce n'est pas en quelques lignes que l'on peut te donner en détail les preuves nécessaires ; il faut donc bien que tu me croies sur parole ; mais tu peux, quand il te plaira, vérifier auprès de tout homme compétent les faits qui vont suivre.

.˙.

La Mouche vit sur les substances dont elle se nourrit et dans lesquelles elle pond. Malheureusement ces substances sont de deux ordres : les ordures et les aliments ; et elle voltige sans relâche des unes aux autres, comme Don Juan de la brune à la blonde. Auras-tu la patience de suivre de l'œil cette mouche, prise au hasard ? Tu verras que toutes les saletés possibles lui sont chères : fumiers (lieu de ponte ordinaire), fosses, purins, matières putréfiées ou fermentées, gadoues, pus, boues putrides, objets de pansement, déjections de malades, crachats de tuberculeux, fragments de vers intestinaux, tous les détritus ignobles, toutes les charognes innommables, fouillis de microbes, amas de bactéries dont quelques-unes des plus dangereuses, voilà son régal, voilà ses délices, voilà ses mets de choix, l'objet de sa toute spéciale prédilection. — Ecoute Baudelaire :

Les mouches bourdonnaient sur ce ventre putride
D'où sortaient de noirs bataillons
De larves, qui coulaient comme un épais liquide
Le long de ce vivant haillon !

Maintenant la voici posée sur quelques-uns de nos aliments, où, sans doute, elle t'inspire quelque dégoût instinctif. Combien il vaudrait mieux qu'elle t'inspirât de la terreur ! Cela t'armerait plus résolument contre elle ! Je voudrais essayer de t'amener à cette crainte salutaire,

Les Mouches sont velues. La Mouche des maisons d'abord, qui forme les 97 o/o des mouches de nos demeures, puis la grosse Mouche bleue de la viande, la Mouche verte des ordures, la Mouche piquante, si semblable d'aspect à la première, pour ne nommer que les principales, toutes sont couvertes de poils sur la tête, les ailes, le corps et surtout les pattes. Dans ce fouillis pileux pullulent les microbes par millions. On donne comme moyenne 250,000 par mouche. Ces microbes restent longtemps vivants sur elles, et nous savons en outre très positivement que ceux qu'elle avale traversent, sans dommage pour eux, tout son tube digestif, et se retrouvent frais, gaillards et virulents dans la petite offrande qu'elle dépose sans relâche non seulement sur tes vitres qu'on lave, mais sur ton fromage, ton sucre ou ton pain qui ne se lavent pas ! Eh ! bien ! maintenant que tu sais tout cela, regarde cette Mouche dont nous parlions tout à l'heure, rappelle-toi d'où elle vient et observe-la, si tu sais observer sur ce morceau de sucre où elle s'est posée à ta barbe. D'abord, elle veut manger, manger encore, manger toujours ! Les microbes orduriers doivent lui servir d'apéritif ! Et comme elle n'absorbe que des aliments liquides, elle doit tout d'abord dissoudre le sucre avec sa salive ! Après quoi, ce repas abondant a, comme corollaire, un réflexe, une conséquence naturelle qui s'exprime par une petite tache en arrière, quelquefois plusieurs ! — Et maintenant la voici qui procède à sa toilette ! Regarde ça avec attention : les pattes de devant brossent et peignent soigneusement la tête, celles de derrière en font ensuite autant pour les ailes et pour le corps. Après quoi les pattes, couvertes de microbes, tricotent l'une contre l'autre en avant et en arrière. Et de la forêt de poils ainsi secoués et brossés, tombe en abondance une pluie invisible et funèbre de microbes, une grêle terrifiante pour qui connaît tant soit peu les faits scientifiques ! Enfin, notre Mouche, maintenant repue, soulagée et attiffée, prend son vol, et du haut de quelque objet qu'elle souille à son tour, elle regarde ce bout de sucre triplement sali par elle, et triplement empoisonné par ses crachats, sa fiente et ses germes mortels ! Peut-être même aura-t-elle le plaisir de te voir, père insoucieux et coupable. prendre en tes bras avec un paternel sourire, l'enfant qui est toute ta vie, et lui donner ce petit carré blanc, brillant, et d'aspect immaculé, pour toi et pour lui récompense inoffensive de sa gentillesse, en réalité semence insoupçonnée et d'autant plus terrible de maladie et de mort !

— Tout cela, me répondras-tu, non sans quelque humeur, je n'y pensais pas et puis je n'en savais rien !

— Eh bien, maintenant tu ne pourras plus le dire !

∴

D'ailleurs je n'ai pas fini. — Il faut que tu saches tout et que je te donne la liste des maladies dont il est scientifiquement prouvé qu'elles sont transmissibles par les Mouches. Ecoute et réfléchis un peu :

— Le *choléra.* Songe à ce que devient une épidémie dans un village où il n'y a ni égouts, ni moyen pratique d'isolement ou de désinfection et où les mouches pullulent, comme c'est le cas partout dans notre Midi.

— La *fièvre typhoïde.* Tu t'expliqueras que des cas nouveaux se montrent tous les jours, quand tu sauras que les malades *depuis longtemps guéris*, rejettent pendant des mois encore, des microbes virulents dont les mouches se chargent abondamment et qu'elles transportent partout.

— Le *choléra infantile.* Rien que le nom de ce Moloch insatiable qui décime nos familles doit faire frissonner, et doit faire jurer la perte des Mouches qui trouvent dans les fumiers le microbe spécial indiqué par Metchnikoff comme la cause du mal. Ce nom doit être un cri de ralliement pour la croisade des mères.

— L'*ophtalmie purulente* qui voue à la cécité tant de malheureux surtout dans les villages algériens !

— Et la *variole*, et la *tuberculose*, et la *lèpre* et tant d'autres !

— Pourquoi d'ailleurs ne pas ajouter que le transport des bactéries de la putréfaction peut très bien, sans causer de maladie précise, amener dans nos aliments des modifications chimiques qui les transforment en poisons redoutables ? Faut-il rappeler le cas tout récent des empoisonnements de Cholet ?

Et les Mouches piquantes ? Il en est qui ressemblent aux autres à s'y méprendre (il est vrai qu'elles n'entrent dans les maisons qu'en temps d'orage). Elles transportent les mêmes microbes et donnent en plus le *charbon* et la *paralysie infantile.*

Si tu ne trouves pas la liste assez éloquente, tu seras difficile ! D'ailleurs tranquillise-toi : elle s'allongera tous les jours, chaque fois qu'un chercheur voudra faire sur ce point des expériences précises.

Et toi, agriculteur, mon ami, toi qui aimes tes enfants de tout ton cœur, mais qui tiens légitimement à ton bien, à tes bestiaux, à tes cultures, non pas seulement en raison du motif humoristique : *Lous enfans*, *lous fasen*, — *lous pors*, *lous croumpan*, mais parce que ta ferme est ta vie même et donne le pain à ta famille, rappelle-toi que ce qui est vrai de l'homme l'est aussi des animaux, et que les épizooties mortelles et ruineuses se propagent par les mêmes agents que les épidémies, — Ne sais-tu pas aujourd'hui que les plantes elles-mêmes sont sujettes à des maladies microbiennes et cryptogamiques, et penses-tu que les spores des champignons ne puissent être apportées d'une plante à l'autre aussi bien que les bactéries ? Ne crois-tu pas, en conséquence, que les Mouches, cause de mort, peuvent être aussi cause de ruine ?

Maintenant, je te le demande, ne trouves-tu pas qu'on pourrait employer plus mal son temps et son argent qu'à leur livrer bataille ?

Penses-tu encore que l'on a le droit de garder sa sérénité et de se contenter d'écarter du geste la mouche importune ?

Reste-t-elle pour toi l'agaçant voisin plutôt que le dangereux ennemi ? Si, **oui**, jette au panier cet article et n'en parlons plus. Si, **non**, si, au contraire tu es convaincu qu'elle constitue, en effet, un danger grave, réel et quotidien, non seulement pour toi, pour ta famille et pour tes biens, mais aussi pour la société, alors, enrôle-toi résolument dans la croisade contre cet ennemi du genre humain !

II. — Mort aux Mouches !

Pour te donner du courage tout de suite, je commence par la conclusion : *Oui, malgré l'écrasante puissance de leur nombre, on peut se débarrasser des Mouches !*

L'action combinée et intelligente des pouvoirs publics et des particuliers y réussira pour les agglomérations ; et l'isolé, l'agriculteur par exemple, y parviendra mieux encore, pour sa ferme ou sa maison. Mais il y faut plusieurs conditions : de la volonté d'abord ; de la persévérance ; beaucoup d'esprit de prosélytisme ; enfin la confiance dans le succès, important levier de toute victoire, et que je vais essayer de te donner. — On a les Mouches qu'on mérite. Donc, il n'en faut plus avoir.

Il est évident que la question est neuve, car elle ne peut dater pratiquement que du moment où l'on a bien connu, et la biologie de la Mouche, et surtout les questions microbiennes. On a pu concevoir l'espérance d'anéantir les innombrables phalanges de Mouches en voyant le succès obtenu contre les microbes invisibles, autrement petits et autrement nombreux !

Autrefois.

A dire vrai on a toujours cherché à prendre ou à tuer des Mouches. De tout temps, pour les occire, on s'est appliqué sur les joues de coléreuses gifles, aussi retentissantes qu'inefficaces. De tout temps, elles ont passé pour un fléau (c'était la 4me plaie d'Egypte ; encore n'est-il pas sûr qu'elles n'aient pas aussi causé la 5me : la mort du bétail !), mais on trouvait plus simple d'invoquer pour les chasser quelque Dieu spécialiste. Peut-être ne connais-tu pas Myagre (Muiagros) le dieu destructeur des Mouches des Eléens ; mais tu connais certainement Beelzébuth... au moins de nom ! Beelzébuth n'est autre que le *Baal-Zeboub* des Orientaux, le Seigneur des Mouches, qu'on invoquait pour les chasser. Et je ne parle que pour mémoire d'un procédé qui n'est pas à la portée de tous, à savoir l'excommunication que leur lança saint Bernard (miracle de Foigny) et qui tua un si grand nombre de Mouches, qu'on dut les enlever à la pelle.

Pourtant on n'a pas attendu les travaux des bactériologistes pour inventer des nasses ou des pièges, pour brûler ou pulvériser du pyrèthre ; mais jamais jusqu'à ces derniers temps, alors qu'on était à peu près fixé sur la malfaisance des Mouches, on n'avait tenté grand'chose pour leur destruction organisée et systématique. C'est pourtant la seule chose à faire ; et c'est pour l'avoir bien compris que les Américains nous donnent en ce moment un si merveilleux encouragement par l'exemple.

Combien sont-elles ? Où les attaquer ?

Résumons en quelques mots les points de la biologie de la Mouche que tu dois connaître si tu veux agir avec discernement. On ne saurait livrer bataille avec chance de succès, sans savoir où se tient l'ennemi, sans connaître ses forces et sans étudier ses points faibles.

D'abord regardons bien l'adversaire en face et ne nous dissimulons pas qu'il s'appelle *Légion*. C'est sans doute pour cela que nos pères sont restés inertes, découragés, les bras ballants, à moins qu'ils ne fussent levés au ciel ! Et toi aussi, tu soupires d'avance : *elles sont trop !* — Eh bien, elles sont encore bien plus que tu ne crois ! Prends une Mouche, *une seule*, au printemps ; suppose qu'elle ponde en avril pour la première fois et qu'elle donne une centaine d'œufs (ce n'est pas assez dire), dont la moitié produira des femelles, et calcule la progression géométrique de la descendance en comptant 20 jours pour l'évolution (ce qui est trop comme moyenne !) — Arrivé fin septembre, tu vas voir danser les zéros devant tes yeux ! Cela fait 5 trillions 600 milliards de Mouches ! (5,600,000,000,000). A un centimètre de longueur la procession ferait 1,400 fois le tour de la terre ! ! — Mais ce sont là des chiffres qui n'ont rien de réel, parce que la plupart de ces insectes périssent (sans quoi nous serions submergés !) — Faut-il conclure à l'inaction ? Non certes ! Mais il faut, entre autres choses, conclure à la nécessité d'une action précoce, dès le printemps, dès l'hiver même. Il faut attaquer les Mouches d'autant plus qu'il y en a moins. Et ce sera fameuse besogne !

Il faut encore savoir que la Mouche pond toujours dans les ordures et spécialement dans les fumiers : ce sera donc là le principal champ de bataille ! — Elle y évolue rapidement suivant le milieu et les circonstances ; elle parvient en 12, 20 ou 22 jours à l'état d'insecte parfait, après avoir passé par la phase de larve (l'affreux et répugnant asticot sans tête, que les équarrisseurs élèvent avec sollicitude pour les trempeurs de fil-dans-l'eau !), puis par celle de nymphe (pupe) brune et immobile dans le sol. Aussitôt éclose la Mouche ne pense qu'à se reproduire et à manger ! Quelques minutes après la naissance, le semis de microbes commence ; il augmentera chaque jour jusqu'à la mort.

Quelques précautions générales.

La Mouche vit un temps mal déterminé : 4 ou 5 semaines, parfois plusieurs mois. Quelques-unes s'arrangent pour passer l'hiver dans des cours ensoleillées ou dans quelque local chaud (cuisines, laveries, etc.). Toutes les fois que cela sera possible, ouvre les fenêtres de ces locaux par une ou deux nuits de grand froid. C'est une première et importante conclusion de ce qui précède : ce n'est pas difficile, ce n'est pas coûteux, et c'est fort efficace.

Puisque le transport des germes est la cause de tout le mal, il faut ne permettre sous aucun prétexte le moindre contact entre les Mouches et les objets ayant touché un malade contagieux. Il est bien moins dangereux de laisser ce malade au voisinage d'autres personnes que de laisser les Mouches pénétrer jusqu'à lui ! Donc agis comme tu voudras, mais arrange-toi pour éviter ce contact, ou tu es moralement responsable des suites, vis-à-vis de toi-même et des autres. Et en attendant l'indispensable désinfection, que tous objets de malades soient enfermés en lieu clos.

Nos auxiliaires.

Autre chose, avant d'arriver au combat personnel. Il existe, comme tu l'as vu, des ennemis naturels de la Mouche : garde-toi de négliger ces auxiliaires inoffensifs et auxquels tant de gens, parmi nos paysans surtout, font une guerre stupide. Je ne te conseille pas de protéger les Rats, bien qu'ils mangent, dit-on, pas mal de Mouches ; destructeurs de toute chose, et véhicules eux-mêmes de maladies, on doit voir en eux un danger pire que l'autre ! Je ne puis même pas trop défendre les Araignées, au moins dans les maisons ; mais il est possible tout au moins de les laisser vivre aux champs et même dans certaines dépendances des fermes, où elles rendent grand service, à la condition de ne pas employer leur toile au pansement des plaies et coupures ! Mais l'agile Lézard, que ton chat guette sans en avoir l'air et que les enfants de la ferme poursuivent si sottement ! Mais le doux Crapaud, si méprisé, si odieusement calomnié, et qu'on écrase parce qu'il est laid ! (est-il laid d'abord ? Et puis si on tue tous les gens laids !) ; — mais le bizarre et inoffensif Millepieds qui n'a rien fait à personne ! — Et en Algérie le Caméléon ! — Et en Asie le Gecko !... Pourquoi détruire ces collaborateurs humbles, mais efficaces ?— Et les petits oiseaux insectivores, auxquels on n'a pas honte d'envoyer un coup de fusil ! — Ô propriétaire borné, qui te plains des parasites et des insectes qui rongent la vigne, et qui fais tous tes efforts pour les protéger en détruisant leurs ennemis !

Aux petits des oiseaux Dieu donne la pâture !

Cette pâture, mon ami, ce sont les Mouches, les Cochylis, les Eudemis, etc., etc. Que diable ! si tu ne fais pas de bien, tâche au moins de ne pas faire de mal, et de n'en pas laisser faire autour de toi. Surtout n'oublie pas de lâcher tes poules sur ton fumier ; elles sont friandes d'asticots, et en font une consommation rapide et réjouissante. Plus tard, nous saurons cultiver et propager un autre ennemi des Mouches, un petit champignon blanc, contagieux qui les attaque et les tue. Ce jour-là nous aurons une arme puissante ; mais pour le moment servons-nous de celles que nous avons !

Tout ceci, me dis-tu, est presque négatif ! Il faudrait agir plus personnellement. — Sois tranquille, j'y viens.

L'action directe :

Voici comment tu peux et tu dois prendre l'offensive, attaquer l'adversaire. Ta stratégie va porter successivement sur quatre terrains et emploiera quatre groupes de moyens inégalement efficaces d'ailleurs, et pour lesquels la place ne me permet pas d'entrer dans trop de détails.— Ces moyens, tu les utiliseras le plus tôt possible, te souvenant que les coups portés au début de l'année sont les plus utiles, bien qu'atteignant directement moins de victimes.

Premier groupe de moyens : **Supprimer la ponte.** — Puisque tu sais où les Mouches pondent, empêche-les d'y aller. En bon français, cela se résume en un seul mot : *propreté.* Dans les villes, l'action municipale est nécessaire, à côté de l'acte individuel ; mais dans ta campagne, tu devient plus responsable. — Ne supporte, en ton voisinage direct, aucun dépôt malpropre. — Que tes fosses soient hermétiquement closes. — Que les fumiers de tes écuries soient enlevés souvent (deux fois par semaine. Ne tarde pas 30 ans comme Augias, ou tu auras besoin d'un Hercule !) — Qu'en attendant leur transport à grande distance, ils soient mis en lieu clos (fosse étanche, pièce spéciale, etc.) — Que le sol de tes étables ou écuries soit imperméable et désinfecté de temps à autre à la chaux ou tout autrement ! — Que les ordures ménagères utilisables soient soumises aux mêmes précautions et que les autres soient brûlées, etc., etc. Les Mouches exclues de leurs lieux de ponte devront déposer leurs œufs dans des conditions ou sur des objets où ils périssent presque tous. Tout cela est affaire d'organisation une fois faite, et d'habitudes à prendre. Si tu veux bien essayer la chose et la faire tenter par tes voisins, tu seras surpris du résultat.

Deuxième groupe de moyens : **Supprimer les œufs ou les larves.** — Si les Mouches, comme c'est probable, ont en partie trompé ta vigilance, ou si tu n'as pu réaliser complètement la suppression de la ponte, il faut traiter le fumier par des substances larvicides. **Mais ici, distinguons ! S'il** s'agit de fosses d'aisances, par exemple, ou d'ordures peu utilisables, tu peux employer pour cette destruction à peu près tout ce qui te plait, en particulier la chaux sous toutes ses formes, lait de chaux, chaux vive ou éteinte, chlorure de chaux, etc. Le pétrole est excellent, l'huile verte de schiste aussi, etc., etc. Mais s'il s'agit de fumier de ferme destiné à l'agriculture, il faut avoir soin d'éviter toute substance susceptible d'altérer la valeur de l'engrais. Pas d'antiseptiques qui arrêteraient la fermentation, et pas trop de chaux qui ferait perdre de l'azote. Le mieux, me semble-t-il, est le sulfate de fer, qui ne peut que rendre le fumier meilleur encore, qui n'est pas très cher et qui se montre remarquablement actif. Certaines municipalités l'achètent par wagons pour désinfecter les villages : on ne saurait trop les y encourager. Et toi, tu ne peux mieux faire que d'en jeter sur ton fumier (à la condition qu'il ne soit pas enfermé dans un récipient métallique qui souffrirait fort du contact). Tu pourrais aussi employer l'acide sulfurique dilué, ou le sulfure de carbone en prenant les précautions nécessaires pour éviter tout accident.

Troisième groupe de moyens : **Supprimer l'entrée des Mouches dans la maison.** — Tu n'as pas su empêcher les Mouches d'éclore, empêche-les donc d'entrer chez toi. — Commence par éloigner de ta maison tout ce qui les attire, les fumiers en particulier. — Tiens propres *méticuleusement* ta cuisine, ta laverie, les water-closet, et autres locaux qu'elles recherchent ; — diminue la lumière si tu le peux (c'est un procédé que je n'aime guère pour ma part, car il me gêne beaucoup) ; — répands certaines odeurs (celle du laurier par exemple), qui les éloignent, mais méfie-toi de ces moyens qui sont souvent pires que le mal. — Enfin tends des filets devant les fenêtres. Si la pièce n'est éclairée que d'un côté, le succès est certain, même si la maille est large et si le fil est fin. Méfie-toi de la cheminée ! c'est une voie d'accès que les Mouches emploient volontiers ! Fais-la griller, ce sera sage !

Quatrième et dernier groupe de moyens : **Supprimer les Mouches elles-mêmes.** — Tu as été assez maladroit pour les laisser entrer ; montre-leur que la pire maladresse est la leur, qui les a mises en ton pouvoir ! Car il ne s'agit pas de les chasser ! — Le « *Puer abige muscas* » de notre grammaire latine ne nous suffit pas ! il faut les prendre et les tuer. Tu n'attends pas j'espère que j'énumère ou décrive les divers appareils que tu connais si bien. Emploie-les tous ; emploie surtout celui qui réussit. Voici les carafes variées, avec savonnade, sucre, etc., — voici les pièges en fil de fer, — voici les divers papiers gluants, un peu cruels, car la pauvre bête met longtemps à mourir ! Rappelle-toi que les verticaux sont les meilleurs ! — Voici les poisons sous leurs formes si diverses : *poudres* : la poudre insecticide (qu'on peut projeter ou employer en fumigations), (brûler les victimes qui ne sont souvent qu'étourdies) — *liquides* : lait formolé surtout (formol 15, lait 25, eau 60, bien sucrer) — *vapeurs* : surtout, pour les pièces closes, le crésol qu'on chauffe dans un récipient profond avec une lampe à alcool — Les *papiers tue-mouches* que tu peux acheter ou fabriquer toi-même, et qui sont à base de quassia, de noix vomique, d'arsenic ou d'antimoine. — Ne te laisse pas arrêter surtout par l'ennui très réel de trouver des Mouches mortes autour de toi. C'est bien peu de chose qu'un peu de dégoût en comparaison du grand service rendu ! A ton ingéniosité personnelle de parer le plus possible à cet inconvénient !

∴

Evidemment les deux derniers groupes de moyens très utiles, et *visiblement* utiles, donnent cependant des résultats bien moins complets que les deux premiers, dont ils ne sont qu'un complément important et qui restent la base même de la lutte rationnelle. La suppression de la ponte et des larves est le nœud de la question ; c'est là que doit porter l'effort collectif quand on peut le déterminer. C'est par là que la volonté agissante des Américains a triomphé des obstacles.

En sommes-nous là ? Non certes ! il s'en faut de tout. Mais il est certain que l'on commence à se préoccuper de la question, et ce n'est vraiment pas trop tôt ! Mais tant que la public que tu représentes, ami lecteur, ne s'en mêlera pas, les exhortations et les avertissements des hygiénistes ne feront pas grand'chose, non plus que les ordonnances qu'on enregistre et qu'on ne suit pas ! — Il faut la croisade et je la prêche ; mais il faut que tu te lèves à ton tour et que tu fasses des prosélytes. Ton approbation, je l'ai, je t'en remercie ! Elle ne me suffit pas. Que tes amis, que tes voisins t'entendent et se laissent aussi entraîner à l'action, faisant eux-mêmes boule de neige à ta suite.

Certes, il y a des difficultés : il y en a partout. Mais il faut se mettre en face d'elles, les bien peser, et puis travailler de bon cœur à les atténuer. On n'aboutit jamais à rien, sans avoir confiance dans le succès. — Du reste, les objections, on peut les prévoir ; ce sont toujours les mêmes ; celles qu'on te sert chaque fois que tu engages quelqu'un à faire quelque chose de bien. En veux-tu quelques échantillons ?

Mais cela me coûtera de l'argent! Moins que tu ne crois. Naturellement on ne va pas t'offrir pour rien ton sulfate de fer ou le cimentage de ton écurie ! Calcule surtout le bénéfice pécuniaire que peut réaliser la diminution ou la suppression de la maladie dans ta famille, ton bétail ou tes cultures !

Mais les autres ne me suivront pas et je recevrai les Mouches du voisin ! C'est l'argument déplorable de tous ceux (il y en a autant que de Mouches !) qui aiment mieux souffrir eux-mêmes que de travailler pour autrui. Je le repousse ! Je pourrais simplement répondre : *Fais ce que dois, advienne que pourra !* Agis seulement et commence. Si tu réussis, tout le monde voudra t'imiter, et la victoire te sera due. Ne compte pas d'ailleurs qu'on t'en sache le moindre gré. Et puis les Mouches ne s'éloignent pas beaucoup ; tu peux très bien n'en pas recevoir de ton voisin, s'il est un peu distant ; et si, de plus il est malpropre, sois certain que les Mouches resteront chez lui.

Mais c'est difficile à réaliser ! Non. Prends ton temps ; réfléchis bien. Vois ce qu'il est en ton pouvoir de faire, n'en fais pas plus, mais agis, agis avec intelligence en choisissant les moyens et sans jamais perdre le but de vue.

Mais... si j'étais sûr de réussir ! Voyons, cher lecteur, l'article est déjà trop long ! il faut en finir, et tous ces *mais* nous en empêchent. — Essaie, essaie tout de suite, sans attendre les résultats de ton voisin qui peut avoir mal compris, ou maladroitement agi ; essaie toi-même, avec ta bonne volonté, ton intelligence et ton sens pratique, avec courage, avec confiance, avec bonne foi. Le résultat paiera ta peine et bien au-delà !

Dr MUSCARIUS.

(Dr Louis PLANCHON, professeur à l'Université de Montpellier).

Nîmes. — Typ. Chastanier, 12, Rue Pradier.

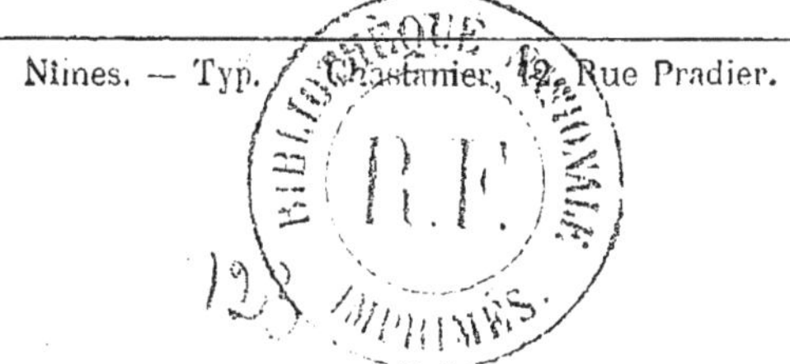

www.ingramcontent.com/pod-product-compliance
Ingram Content Group UK Ltd.
Pitfield, Milton Keynes, MK11 3LW, UK
UKHW021151230726
13926UKWH00001B/41